Zur
Berliner Armenkrankenpflege.

Zweiter Beitrag zur Frage vom Arzneiverbrauch

von

Dr. S. Neumann.

(Separat-Abdruck aus No. 7. des Monatsblatts für medicinische Statistik und öffentliche Gesundheitspflege.)

Berlin, 1856.
Druck und Verlag von Georg Reimer.

I.

Vor länger als einem Jahre überreichte ich den Communalbehörden unserer Stadt in Manuscript eine Denkschrift „über den Arzneiverbrauch in der städtischen Armenkrankenpflege Berlins". Der Antrag der Armendirection und der diesem Antrage entsprechende Beschluss des Magistrats und der Stadtverordneten, durch welche meine Denkschrift, das Resultat einer nicht mühelosen Arbeit, zum Drucke verordnet wurde, gereichten mir um so mehr zur Genugthuung, als ich selbst „denjenigen Modus ihrer Verwerthung als den mir erwünschtesten und zugleich als den sachgemässesten bezeichnet hatte, der eine gründliche Prüfung Seitens aller Betheiligten, insbesondere des sachverständigen ärztlichen Personals, so wie der durch Amt und Pflicht zur practischen Entscheidung Berufenen ermöglichen würde". Die Wichtigkeit der Sache verlangte, die objective, von jeder persönlichen Einmischung, so wie von der Einmischung irgend welcher Persönlichkeit freie Haltung meiner Denkschrift ermöglichte eine gründliche und leidenschaftslose Kritik. Und eine solche Kritik konnte und durfte auch insbesondere von dem ärztlichen Personal erwartet werden. Denn handelte es sich in der ganzen Frage überhaupt um eine persönliche Verantwortlichkeit, so traf dieselbe in erster Reihe jene Behörden, welche die Armenkrankenpflege einrichten, leiten und überwachen. Entweder haben dieselben die Denkschrift nicht als eine Anklageschrift betrachtet — oder sie haben ohngeachtet der scheinbaren oder wirklichen Vorwürfe, welche aus den Thatsachen einer 10- oder 20jährigen Vergangenheit gegen die Verwaltung gefolgert werden konnten, denselben, eben im Interesse der Sache und um einer besseren Zukunft Willen, nur um so mehr die ihnen gebührende Würdigung nicht versagen wollen. Dieses Beispiel war leider erfolglos. Eine so eben von dem Verein der Armenärzte veröffentlichte Erwiderung ist ganz und gar und nichts weiter als der Ausdruck persönlicher Erregtheit. Nur durch solche Erregtheit ist es erklärlich, dass man eine wirkliche oder vermeintliche Anklage mit Gründen zu entkräften versucht hat, die nur ein neues und schwereres Argument der Selbstanklage bilden würden, dass man statt der (gar nicht geforderten) eigenen und thatsächlichen Rechtfertigung unbewiesene Anschuldigungen vorbringt, und zwar gegen die nächsten Collegen im Vereine nicht minder, als gegen den Verfasser der Denkschrift. Dieser gegenüber charakterisirt sich die Erwiderung selbst vollkommen dadurch, dass sie sich ausdrücklich einen Denkzettel nennt. Aber einen Denkzettel und nicht ein Dankschreiben für eine Arbeit, deren wohlthätige Wirkung in der Erwiderung bereits constatirt wird, und die eben daselbst als verdienstlich, richtig und nützlich qualificirt wird? Und einen Denkzettel als Antwort auf eine Vorlage, die zum Zwecke sachverständiger Prüfung und nach dreifacher und gewiss ernster Berathung von den Behörden veröffentlicht war? Doch der Denkzettel ist selbstverständlich nicht an die Herausgeber, er ist an den Verfasser adressirt. Nun wohl, die Verantwortlichkeit für meine Denkschrift gebührt Niemandem als mir selbst — aber mit derselben erachte ich mich auch für berechtigt, darüber zu wachen, dass, soweit die von mir geschaffene thatsächliche Grundlage den Ausgangspunkt bildet, die Discussion über die Verbesserung der Berliner Armenkrankenpflege der materiellen Wichtigkeit der Frage entspreche und des persönlichen Verhältnisses der dabei Betheiligten würdig bleibe. Schon ja leider ist die Befürchtung, dass sonst der Sache selbst die wirksame Theilnahme der durch Pflicht und Amt zur practischen Entscheidung Berufenen verloren gehen könne, keine blosse Vermuthung mehr. Eine Beleuchtung aber gebührt der Erwiderung, weil die Achtung, die man einer Körperschaft schuldet, welche die Berliner Armenärzte in sich vereinigt, es verlangt, dass man ihr Rede stehe. In dem Vereine vorgetragen und von demselben herausgegeben, ist die Erwiderung sowohl als ein vollgültiges Zeugniss über den Zustand der Berliner Armenkrankenpflege, wie auch als die Summe des sachverständigen Beistandes zu betrachten, welcher der Armendirection in dem armenärztlichen Vereine zur Seite steht. Aber ohngeachtet der Verpflichtung, sowohl unziemliche Persönlichkeiten, wie auch persönliche Argumente als ungehörig und unberechtigt zurückzuweisen, soll die präcise Form, die objective Haltung und die thatsächliche Begründung, welche, wie die Erwiderung ausdrücklich hervorhebt, meiner Denkschrift ihren Erfolg gesichert haben, auch diesem Beitrage nicht fehlen: ich werde jener Pflicht durch einfache und ungeschmückte thatsächliche Anführungen genügen können. Und auf den Vortheil, welchen ein rhetorisches Pathos oder ein spasshafter Humor mir gewähren könnten, verzichte ich gern und leicht. Zur Verwerthung derartiger Befähigung hat — mir wenigstens — das Kapitel von der Armenkrankenpflege niemals geeignet geschienen, und ich bin auch jetzt noch derselben Meinung. Setzte ich meiner Denkschrift jene aus dem Magistratsbericht entnommenen Worte voran: „die Armenkrankenpflege berührt einen der wichtigsten Zweige der Armenverwaltung", so könnte ich heute nur noch hinzufügen: „und, wie es scheint, den trübsten".

II.

Da meine Denkschrift nur als Manuscript gedruckt ist und ihrem thatsächlichen Inhalte in der Erwiderung nur einige wenige Zeilen gewidmet sind, so wird eine gedrängte Inhaltsangabe wohl hier ihre richtige Stelle haben. Die Denkschrift besteht aus 4 Tabellen und deren Erläuterung.

Die erste Tabelle stellt die Kosten der Berliner Armenkrankenpflege von 1831—1853 dar. Als allgemeines Resultat ergab sich eine gegen das Wachsthum der Bevölkerung zwar unverhältnissmässige Steigerung dieser Kosten, aber dieselbe ist geringer als im gesammten Armenbudget. Insbesondere war hervorzuheben, dass die Ausgabe für Bäder etc. auffallend gering und wahrscheinlich unter dem sach- und zweckgemässen Erforderniss geblieben sei, dass der Arzneiverbrauch aber in den 23 Jahren über eine halbe Million, ungefähr die Hälfte der Gesammtkosten, betragen habe, und jetzt jährlich ca. 30000 Thlr. erfordere; das ärztliche Honorar, als auf sein Minimum beschränkt, beträgt ca. ein Achtel und die Spitalpflege ca. ein Viertel der überhaupt einige 60000 Thlr. betragenden Gesammtkosten der städtischen Armenkrankenpflege.

Nur für eine speciellere Erörterung des Arzneiverbrauchs sind in der von der Armendirection seit 1835 quartaliter veröffentlichten „Nachweisung der ärztlich behandelten kranken Stadtarmen und der darauf verwendeten Arzneikosten“ einigermaassen nutzbare Data vorhanden, und diese Data, welche sich lediglich auf den Arzneiverbrauch beziehen, sind zugleich ungefähr die einzigen, welche über die Berliner Armenkrankenpflege veröffentlicht sind. Jede solcher Nachweisungen giebt bei jedem namentlich aufgeführten Armenarzt die Zahl seiner Kranken, den dafür verwendeten Arzneibetrag und den hieraus sich berechnenden Durchschnittspreis pro Kopf der Kranken. Diese Durchschnittspreise sind das in den 3 folgenden Tabellen der Denkschrift verwendete Material.

Um wie viel geringer wären die Arzneikosten gewesen, wenn alle Aerzte den wirklich niedrigsten Durchschnittspreis, oder das Mittel aus den 10 niedrigsten Durchschnittspreisen nicht überschritten hätten? Das so berechnete Ersparungsquantum, verglichen mit den wirklich verwendeten Arzneikosten, würde betragen (in Procenten) von 1845 bis 1848 . . 48, resp. 35 % — von 1850—54 . . 44, resp. 28 % und überhaupt von 1845—1854 . . 46, resp. 30 %; dies ergiebt sich aus der zweiten Tabelle, aus der (wie in der Denkschrift speciell nachgewiesen) alle diejenigen Data der amtlichen Kostennachweisung ausgelassen sind, welche den berechneten Unterschied irgendwie ausnahmsweise oder unberechtigt vergrössert hätten. — Die dritte Tabelle (Personalpreisliste) giebt für jeden einzelnen Armenarzt aus seinen Durchschnittspreisen das Mittel, und als summarisches Resultat ergeben sich folgende Durchschnittspreise: 30 Sgr. und darüber bei 6 — 29 Sgr. bis 20 Sgr. incl. bei 26 — 19 Sgr. bis 10 Sgr. incl. bei 24 Aerzten. — Sind diese zum Theil enormen Differenzen persönlicher Natur, begründet, wie es in dem Magistratsbericht ausdrücklich gesagt ist, in dem haushälterischen Verfahren der einzelnen Aerzte — oder sind sie bedingt durch sachliche Verschiedenheit der Krankheitsverhältnisse in den einzelnen Armen-Medicinalbezirken? Aus der vierten Tabelle (Bezirkspreisliste) ergiebt sich allgemein, dass in einem und demselben Bezirke die extremsten Differenzen verschiedener Aerzte vorkommen, und dass ein und derselbe Arzt in den verschiedenen Bezirken stets den gleichen, ihm eigenthümlichen Durchschnittspreis bewahrt — und ausdrücklich in diesem Sinne wird die Ursache der Preisdifferenzen in der Denkschrift (S. 10) nicht eine endemische, sondern eine epidemische genannt. Besonders hervorgehoben ist noch 1) (Denkschrift S. 10) dass, „abgerechnet den Durchschnittspreis von 10 Sgr.", ein Drittel der Aerzte Durchschnittspreise inne gehalten hat, welche dem Mittel aus den 10 niedrigsten ungefähr entsprechen, und 2) (ibid. S. 9) dass die höchsten Durchschnittspreise nicht gerade in den Bezirken vorgekommen sind, wo sachliche Verhältnisse, wie z. B. Intermittens, einen unverhältnissmässig kostspieligen Arzneiverbrauch zu bedingen scheinen. Dies ist summarisch der thatsächliche Inhalt der Denkschrift, der in den angehängten 10 Conclusen nur resumirt wird.

Die in der Denkschrift gewählte Form der Darstellung hat jede, auch die entfernteste Beziehung auf irgend eine Persönlichkeit ausgeschlossen. Eine solche Beziehung war für den Zweck der Denkschrift, für die summarische Darlegung des finanziellen Effects der Differenzen und für die allgemeine ursächliche Begründung derselben vollkommen überflüssig und erschien auch im Interesse einer sachlichen und unpersönlichen Discussion nicht zweckmässig, um so weniger als die namentliche Bezeichnung in der amtlichen Kostennachweisung dem sachlichen Interesse nicht zum Vortheil gereicht haben dürfte. —

Die denkschriftlichen Data endlich sind sämmtlich in dem Monatsblatt der Armendirection gedruckt und waren somit der freien und öffentlichen Kritik unzweifelhaft anheimgegeben. Die Denkschrift indess, nach Form und Inhalt im Interesse der Sache ausgeführt, wurde — ohne Vorbehalt — dem Beschlusse der Behörden anheimgestellt, von denen sie ebenso gut ad acta geschrieben als zum Drucke verordnet werden konnte. Die Behörden haben, nicht etwa in Anerkennung einer rücksichtsvollen Loyalität, sondern gewiss im sachlichen Interesse die Veröffentlichung für zweckmässig erachtet. Oder waren Verfasser wie Herausgeber in einem gleichen Irrthum, wenn sie auf die thatsächlichen Fragen der Denkschrift von den Sachverständigen und Betheiligten eine sachliche Antwort verlangten und erwarteten?

III.

Niemand würde es wunderbar finden, wenn der Verein der Berliner Armenärzte ein wissenschaftliches Votum abgäbe gegen jene gewöhnlich als negative Methode bezeichnete Richtung in der practischen Medicin, die in einigen oder sehr vielen Krankheiten von ärztlicher oder besser arzneilicher Einwirkung ganz absieht, die Genesung vielmehr dem natürlichen Verlaufe überlässt. Ja, Viele vielleicht erachten es für eine Pflicht eben gegen die Wissenschaft und die Menschheit, dass jener Verein aus dem unvergleichlich reichen Schatze seiner gerade hierzu geeigneten Erfahrungen die verderbliche Praxis jener negativen Richtung — nach den Regeln unserer Wissenschaft und Kunst — nachwiese. Jedermann aber wird für die moralische Entrüstung, welche eine, auch von Koryphäen der Wissenschaft getragene Richtung bekämpfen soll, entweder nur ein Lächeln haben, oder sie als ungehörig zurückweisen und beides um so mehr, wenn, wie in unserm Falle, diese moralische Entrüstung, anscheinend wenigstens, auf der Voraussetzung basirt, als ob jene sogenannte negative Methode nicht in der Beobachtung der Natur und überhaupt nicht in wissenschaftlichen Motiven, sondern in arzneilicher Oeconomie ihren Grund habe und exclusiv in der Armenkrankenpflege ihre Bethätigung finde. Aber jene Voraussetzung ist auch wohl gar nicht ernst gemeint — es kam vielmehr nur darauf an, die Ansicht plausibel erscheinen zu lassen, dass die Forderung einer gewissenhaften und vernünftigen Sparsamkeit in der Armenkrankenpflege eben auf jene negative Methode sich stütze, und dass die Vertreter und Vertheidiger der arzneilichen Oeconomie lediglich oder doch vorzugsweise Anhänger jener Methode wären. Thatsachen hat die Erwiderung für diese Ansicht nicht beigebracht, und konnte sie auch nicht beibringen, da die factischen Verhältnisse der Berliner Armenkrankenpflege derselben sogar widersprechen. Und auch für die Gefahren, welche bereits innerhalb der Berliner Armenkrankenpflege der Humanität und jenen Errungenschaften drohen sollen, welche Jahrhunderte der ärztlichen Wissenschaft und Erfahrung erobert haben, finden wir nichts — als die freilich nicht geschmacklosen Antithesen einer pathetischen Rhetorik. Ja sogar jene Frage, „ob das neuerdings Mode gewordene reihenweise Abfertigen der Kranken mit Fenchelwasser, .. eine Satyre auf die Wissenschaft, ein Hohn auf die Klagen der Kranken, ob .. dieser Cynismus Gesetz werden soll", auch diese Frage, welche alle Welt nicht zwar als die thatsächliche Charakteristik, aber doch als die missverständliche Beschuldigung eines Instituts nahm, das weit über Berlin hinaus als eine Zierde der medicinischen Wissenschaft und Praxis dasteht, ich sage, auch diese Frage ist eben auch nur Rhetorik; denn jenes Institut ist gar nicht gemeint (wie der Verfasser der Erwiderung ausdrücklich selbst erklärt hat) und weil Niemand ein auf diese Frage bezügliches Factum in der Berliner Armenkrankenpflege kennt — so wird Jedermann die Phrase von dem Cynismus nicht minder als die „ob die Berliner Armenärzte Bettelvoigte sein sollen etc." — so lange für leere oder mystische erachten, bis nicht durch ein vollgültiges Zeugniss ihre factische Berechtigung nachgewiesen ist.

Wie aber kommt jene sittliche und practische und wissenschaftliche Entrüstung, und wäre sie selbst bis zu dem vernichtenden Zorn eines dramatischen Pathos berechtigt, in die Erwiderung auf meine Denkschrift? Und ist diese Verirrung nicht nur um so unerklärlicher, da der Verfasser der Erwiderung ausdrücklich erklärt, wie er nicht nur aus persönlicher Bekanntschaft, sondern auch aus meiner Denkschrift wisse, dass ich weit entfernt bin, „weder den Kranken noch den Aerzten solches zuzumuthen". Aber meine Schrift leiste ohne es zu wollen, meint die Erwiderung, jener Richtung Vorschub, „welche die Armenkrankenpflege auf den rein polizeilichen Standpunkt hindrängen will". Ein Monitum, mit dem die Erwiderung sich etwa um ein Jahrzehnt verspätet hat! Bereits 1847 habe ich — und zur Zeit fast der einzige — gerade gegen den negativen, polizeilichen, abwehrenden Standpunkt, der Armenkrankenpflege ihren positiven Inhalt vindicirt, und principiell wie auf Grund der Thatsachen den Nachweis geführt, dass eine Medicinalverfassung nur in dem Grade ihrem Zwecke und Begriffe entspreche, als und insoweit sie dem Bedürfnisse der öffentlichen Krankenpflege durch positive Leistungen Erfüllung gewähre. Ist diese Ansicht als socialistische Philanthropie hie und da auch angefeindet worden, so entbehrte mein Versuch doch auch nicht mancher competenten Anerkennung und gegenüber der Vorlesung über Humanität, welche die Erwiderung gelegentlich meiner Denkschrift noch 1856 für nöthig erachtet, wird ein Urtheil über jenen Versuch aus dem Jahre 1847 an dieser Stelle vielleicht seinen richtigen Platz finden. In einer Abhandlung Virchow's aus dem Jahre 1847 *) über die wissenschaftlichen Standpunkte in der Therapie heisst es: „die Medicin ist „„ihrem Kern und Wesen nach eine sociale Wissenschaft"", wie das Hr. Neumann in seiner Abhandlung über die öffentliche Gesundheitspflege und das Eigenthum (Berlin 1847. p. 65), welche ihrem Umfange nach klein, ihrem Inhalte nach aber unendlich grösser ist als Alles, was vor ihm in dieser Richtung geleistet ist, mit den scharfen Waffen eiserner Consequenz dargethan hat." Und dürfte ich meine literarischen Versuche und practischen Bestrebungen, und zwar gerade diejenigen, die sich auf die öffentliche Gesundheits- und Krankenpflege Berlins beziehen, nicht als Zeugnisse anrufen, dass ich jener Anschauung „von dem Kern und Wesen unserer Wissenschaft" treu geblieben bin? Und gerade in der Denkschrift über den Arzneiverbrauch in der städtischen Armenkrankenpflege Berlins habe ich plötzlich meine alte Ueberzeugung vergessen? Sonderbare Selbstvergessenheit — oder nicht vielmehr sonderbare Entdeckung oder Erfindung meiner Kritiker?

Um nicht davon zu sprechen, dass (gleichwie bei allen bisherigen Ersparungsmaassregeln der Verwaltung) auch in der Denkschrift von einer gewissenhaften und vernünftigen Sparsamkeit im Arzneiverbrauch, ausdrücklich unter Ausschliessung jedes Nachtheils für die Kranken, die Rede ist, so wird folgende einfache Rechtstellung der Thatsachen, mit der wir zugleich in medias res gelangen, genügend nachweisen, dass auch als Vorkämpferin „für die Humanität gegen die armen Kranken" die Erwiderung der Denkschrift eben nur nachhinkt.

Das ist ausser allem Streit, dass die Differenzen in dem Arzneiverbrauche, eben weil sie als durchaus und rein persönliche nachge-

*) Virchow's Archiv. Bd II.

wiesen sind, eine wesentlich practische Bedeutung haben, und zwar eine um so grössere, je grösser diese Differenzen sind. Und auch darüber ist man einig, dass es sich um die Alternative handle, die ich in meiner Denkschrift ausdrücklich hervorgehoben habe: entweder findet Seitens der sogenannten theuren Aerzte ein unnützer Mehrgebrauch der Arzneien statt, oder die billigen Aerzte machen sich durch eine übergrosse Sparsamkeit, d. i. aus persönlicher Willkür, eines Unrechts gegen die Armenkranken schuldig. Und dass diese zweite Alternative ein noch dringenderes Motiv der Reform im Arzneiverbrauche sein würde, als eine Arzneiverschwendung, ist in der Denkschrift ebenso gut wie im Nachwort unzweideutig ausgesprochen. — Warum ich aber die schlimmere Alternative eine, im Ernst wohl nicht zulässige, Hypothese genannt habe? Das hat natürlich seinen ersten und einfachen Grund in meiner, wenigstens nach meiner Erfahrung richtigen, Ueberzeugung von dem Sachverhältnisse, und seinen zweiten darin, dass ich von den beiden Alternativen unzweifelhaft die mildere wählen musste, wenn ich die härtere nicht unmittelbar und auf Grund klarer und ausreichender Thatsachen zu erweisen, im Stande war. Gewiss, der Vorwurf eines Arzneimissbrauchs ist nicht der Rede werth gegenüber der Beschuldigung eines, zumal aus persönlicher Willkür geübten Geizes, der den armen Kranken das ihnen Zukömmliche entzieht. Welche Ersparniss wäre gross genug, so schwere Ungebühr aufzuwiegen?

So die Denkschrift. Und wie entscheidet sich gegenüber dieser, durch die Thatsachen gestellten Alternative die Erwiderung? Dass der Schwerpunkt der Frage in dem Gegensatze der Differenzen liege, bestreitet auch die Erwiderung nicht, ja sie erkennt sogar ausdrücklich an, „dass das Verdienst der Denkschrift ist, die bestehenden Unterschiede in der ärztlichen Behandlung innerhalb der letzten 10 Jahre grell und schlagend hervorgehoben zu haben“, aber sie findet oder sucht vielmehr die practische Bedeutung dieser Unterschiede gerade auf der entgegengesetzten Seite und ihr ausgesprochener und ganzer Zweck ist, die nicht erspriesslichen Consequenzen abzuwehren, welche die Verwaltung aus den in der Denkschrift hervorgehobenen niedrigen Durchschnittspreisen ziehen müsse. Aber statt einer bestimmten und objectiv begründeten Antwort stellt die Erwiderung nur die Frage hin, ob denn die billigen Aerzte eben so günstige Erfolge ihrer ärztlichen Wirksamkeit aufzuweisen hätten, wie die theuren Aerzte und begnügt sich damit, diess vorläufig zu bezweifeln. Und die Frage kann auch nicht beantwortet und der Zweifel nicht gelöst werden, weder jetzt, noch jemals! Denn „bei der ganzen Art der Armenpraxis“ giebt es über den Erfolg der ärztlichen Wirksamkeit keine thatsächliche Gewissheit. Ob ihre Kranken geheilt oder ungeheilt entlassen, ob sie, zufrieden gestellt, gern sich wieder berathen, oder ob nur die äusserste Noth sie wiederzukommen zwinge, darüber können weder die billigen noch theuren Aerzte Auskunft geben! Diess zwar traurige, aber wegen seiner Offenheit jedenfalls lobenswerthe Geständniss, wird gewiss nicht ohne seine erspriesslichen Consequenzen bleiben. / Aber jene „nicht erspriesslichen Consequenzen“ möchten weder durch eine solche Negation, noch dadurch abgewehrt werden, dass der in meinem Nachwort enthaltene Nachweis von der Verringerung der Extra-Unterstützungen gerade während der billigeren Arzneiperiode in der Erwiderung lediglich ignorirt wird. — Für welche von den beiden, ziemlich stark variirenden, Lesarten der Erwiderung über die bisherige Humanität oder Ersparungstendenz der Verwaltung man sich aber auch entscheide — in keinem Falle werden von der Denkschrift Consequenzen, welche zu fürchten wären, provocirt oder unterstützt. Schon in dem Rechenschaftsbericht des Magistrats vom Jahre 1840 werden die Durchnittspreise als Maassstäbe für das haushälterische Verfahren der Aerzte bezeichnet. Eine „Apotheose des Zehnsilbergroschen-Durchschnittspreises“ ist aber die Denkschrift um so weniger, da bei dem Hinweis auf die praktische Bedeutung des berechneten Ersparungsverhältnisses „der bei weitem kleinste Durchschnittspreis von 10 Sgr. ausdrücklich ausgeschlossen ist“ (S. 10 der Denkschrift) und diese ausdrückliche Ausschliessung eben die einzige Erwähnung ist, welche der Durchschnittspreis von 10 Sgr. in der Denkschrift oder im Nachworte gefunden hat. Abgesehen aber davon, dass (wie bereits erwähnt) das eventuelle Unrecht der billigen Aerzte und die Benachtheiligung der Armenkranken durch eine ungehörige Sparsamkeit in der Denkschrift ausdrücklich als der dringlichere Grund einer Reform im Arzneiverbrauch bezeichnet wird, so ist ja und noch dazu in grossen Lettern in der Denkschrift (S. 11. Conclusum 5.) zu lesen: „Insoweit aber durch den Nachweis unnützer Ausgaben nützlichere ermöglicht werden, wird mit dem öconomischen Vortheile auch der eigentlichen Aufgabe der Armenkrankenpflege gedient sein.“ Der richtige Gegensatz zu dem chevaleresquen Lobe einer etwas reichlicheren und theureren Receptur ist also nicht grämliche Knickerei, sondern die bürgerliche Verwendung der bürgerlichen Armengelder, und da es nicht zweifelhaft ist, dass noch sehr dringliche Bedürfnisse in der Berliner Armenkrankenpflege nicht befriedigt sind, so kann es auch nicht zweifelhaft sein, auf welcher Seite die Ritter der wahren Humanität stehen.

Aber auch speciell in der Frage von der Arzneikostenverminderung gebührt der Denkschrift weder der Ruhm noch der Vorwurf der Initiative. Um von den längst vorhandenen betreffenden Vorschlägen nur an zwei zu erinnern, so erstrebt bekanntlich der eine, der noch neuerlich in dem Verein für Staatsarzneikunde debattirt wurde und schon lange von den Communalbehörden berathen worden ist, eine Verminderung der Arzneikosten durch Errichtung städtischer Armen-Apotheken. Der zweite Vorschlag, der seinen Ursprung auf eine „sittliche Nothwendigkeit“ zurückführt und Kräftigung der Selbsthülfe als seine Tendenz bezeichnet, will die Stadtkasse von den Arzneikosten sogar ganz entlasten, und zwar dadurch, dass die Arzneikosten von den Armen selbst aufgebracht würden. Es sollten nämlich städtische Krankenkassen eingerichtet werden, welchen alle diejenigen mit einem Beitrage von 6 Pf. bis 1 Sgr. pro Kopf und Monat beizutreten, gezwungen sein sollten, welche im Erkrankungsfalle voraussichtlich der Armenkrankenpflege anheimfallen. Das Contingent dieser Personen wurde auf mindestens 184815 Personen angenommen, und eben dieser Beitrag von 6 Pfennigen sollte für die Arzneikosten verwendet werden; für die ärztliche Versorgung aber dieser einhundert und einige achtzigtausend Personen sollte die Stadt 15 Bezirksärzte mit 15 Assistenten besolden. Dieser Vorschlag findet sich in dem von der Erwiderung angezogenen Beitrage zur Reorganisation der städtischen Armenkrankenpflege und hat den Verfasser der Erwiderung selbst zu seinem Urheber. Aber auch abgesehen von dem humanen Inhalt und der statistischen Begründung, so hat die Denkschrift, abweichend von ihren Vorgängern, lediglich solche Thatsachen in ihre Erörterung gezogen, die ausschliesslich in die medicinische Technik gehören. Entsprechend diesen Thatsachen, die sich auf nichts weiter und nur auf den Arzneiverbrauch beziehen, ist eben auch nur von der gemeinnützigen oder gemeinschädlichen Wirkung der Sparsamkeit oder Verschwendung die Rede, was ganz in der Ordnung und auch nach dem Wortlaut der Denkschrift (S. 5), wie nach Sinn und Zusammenhang, gar nicht zweifelhaft ist. Die einzige Prätension der Denkschrift, und die hat sie einfach und offen ausgesprochen, war, dass ihre über den Arzneiverbrauch in der städtischen Armenkrankenpflege Berlins vorgebrachten Thatsachen geprüft würden. *)

IV.

Die Zahlen, welche die Grundlage der denkschriftlichen Berechnungen bilden, sind eben dieselben Zahlen, welche die Armendirection seit 20 Jahren zu gleichem Zwecke, d. h. zur Berechnung des auf jeden einzelnen Arzt fallenden Durchschnittspreises verwendet, ohne dass bis jetzt dagegen ein Widerspruch erhoben worden wäre. Eben dieselben Zahlen dienen nach dem bereits erwähnten Rechenschaftsbericht des Magistrats nicht nur dazu, um den Umfang des Wirkungskreises eines jeden Armen-Medicinalbeamten, sondern auch das haushälterische Verfahren derselben zu beurtheilen — und auch hiergegen hat von einem Widerspruch nichts verlautet. Eben diese Zahlen und nur diese Zahlen bilden

*) Die persönlichen Anschuldigungen, mit welchen die Erwiderung beginnt, werde ich um so mehr unberührt lassen dürfen, weil dieselben eben so wie die desfallsige Tendenzanklage sich auf Sätze und Worte stützen, die sich in meiner Denkschrift so wenig wie im Nachworte finden. Wer sich die Mühe einer Vergleichung geben will, wird, ohngeachtet der in der Erwiderung gebrauchten Anführungszeichen, finden, dass der ursprüngliche Text willkürlich verändert ist — und dieser in ein „ehrliches Deutsch" übersetzte Text dient schliesslich dazu, meiner Denkschrift einen denunciatorischen Charakter beizulegen!

demgemäss auch die Grundlage der Verwaltung und auf derselben wird z. B. über die Vergrösserung oder Verkleinerung eines bestimmten Medicinalbezirkes, über die Errichtung einer neuen Stelle etc. entschieden. Zu dieser dreifachen Bürgschaft nicht bloss für die summarische Richtigkeit dieser Zahlen, sondern speciell für ihre Zuverlässigkeit in ihrem Verhältniss zu dem einzelnen Arzte, muss eine vierte als die bedeutsamste hinzugefügt werden, welche, wie es bereits in der Denkschrift ausdrücklich heisst, dem Zweifel kein Recht lässt. Die in Rede stehenden Zahlen nämlich sind unmittelbar den armenärztlichen Listen entnommen. In diesen Listen aber giebt jeder einzelne Armenarzt der Verwaltung Rechenschaft von seiner Wirksamkeit, auf Grund einer und derselben, für alle gleichmässig lautenden Instruction, deren Ausführung, wenn auch nicht ihre einzige, so doch ihre wichtigste Controle in dem Vertrauen auf die gewissenhafte Pflichterfüllung jedes Einzelnen findet.*) Bei dieser vierfachen Bürgschaft mussten die Zahlen für den Zweck der Denkschrift um so mehr als durchaus brauchbar erscheinen, weil diese volle zehn Jahre in Rechnung gezogen hat, d. h. die ganze Zeit, welche seit der ärztlichen Reorganisation der Berliner Armenkrankenpflege verflossen ist. Und in der That, ob „grossartig" oder nicht, jedem Sachverständigen wird diese Grundlage — in der in Summa ca. vierhunderttausend Kranke mit einem Arzneiverbrauch von nicht viel unter dreihunderttausend Thalern enthalten sind, und in der auf die einzelnen Aerzte, der grossen Majorität nach, weit über 5000, zum Theil sogar über 10000 und bei einigen sogar nahe an 20000 Kranke fallen — gross genug erscheinen, um solche Fehler, welche dieser oder jener Zufall irrthümlich verschuldet haben sollte, als ausgeglichen zu betrachten. Entgegen dieser Voraussetzung der Denkschrift will nun die Erwiderung beweisen, wie unsicher die zahlenmässige Grundlage derselben sei — um darauf specielle, die Persönlichkeit der Aerzte betreffende, Schlüsse zu gründen, d. h. um einfach, nach dem Beispiele der Armendirection, den jedem Arzte zukommenden Durchschnittspreis zu berechnen. Und um ihren Beweis zu führen, weist die Erwiderung nach, wie durch verschiedene Führung der armenärztlichen Listen nach vier Haupt- und einigen Untermethoden grosse Krankenzahlen oder billige Durchschnittspreise erreicht werden. Aber abgesehen davon, dass die richtige Führung der Listen durch die Instruction ganz unzweideutig bestimmt wird, so wäre es doch sehr merkwürdig, wenn der Zufall des Missverständnisses oder der Gewohnheit — welcher gerade die Wirkung grosser Krankenzahlen und billiger Durchschnittspreise hat — immer dieselben Persönlichkeiten träfe. Und das ist auch die

*) Angemerkt wenigstens sei hier, dass der Verfasser der Erwiderung selbst diese Zahlen zur Beantwortung für eine der subtilsten Fragen der medicinischen Statistik benutzt hat und hierbei ausdrücklich auf die instructionsmässige Führung der Listen hinweist. Dieser Versuch „zur Erkrankungswahrscheinlichkeit" reducirt übrigens das obige Contingent von 184000 auf ca. 60—70000 — ein Resultat, das aber gleichfalls noch erheblicher Correcturen bedürfen möchte.

Meinung der Erwiderung nicht, und — ob glaublich oder nicht — die q. vier Haupt- nebst Untermethoden sollen eben den Satz beweisen, dass nichts leichter ist, als billige Durchschnittspreise zu „machen." Neben solcher Kritik der Krankenzahlen, heisst es zur materiellen (oder auch moralischen) Erläuterung der billigen Durchschnittspreise, dass das Hinarbeiten auf dieselben ein Verderb für die Unbefangenheit und Lauterkeit der armenärztlichen Wirkungsweise sei und zur Begründung werden „zwei Collegen" namentlich exemplificirt, deren (wie die Erwiderung meint) aus Concurrenz entstandene Durchschnittspreise, die Anwendung dieser oder jener wirksamen und unersetzbaren Arzneimittel nicht zuliessen. Wenn bei dieser Gelegenheit schon deshalb in ganz ungerechtfertigter Weise persönlich auf den Verfasser der Denkschrift Bezug genommen wird, weil die Ausschliessung irgend welcher Mittel aus dem Arzneischatz der Armenärzte in der Denkschrift auch nicht einmal angedeutet ist, eine solche Beschränkung der Armenärzte von den rationellen und humanen Vertheidigern der arzneilichen Oeconomie sogar bekämpft wird *), so ist in der Denkschrift ja überdiess der thatsächliche Nachweis geführt, dass die höchsten Durchschnittspreise nicht auf diejenigen Bezirke fallen, in denen wegen endemischer Intermittens ein unverhältnissmässiger Gebrauch von Chinin zu vermuthen ist. Um schliesslich aber — gleichsam wie in einem warnenden Beispiele — die Geschichte von den billigen Durchschnittspreisen zu resumiren, erzählt der Verfasser der Erwiderung von sich selbst, dass er, um practisch zu beweisen, dass es kein sonderliches Kunststück ist, billige Durchschnittspreise zu erzielen, im letzten halben Jahre von 23 Sgr. auf 12 Sgr. 6 Pf. heruntergegangen sei und dies sowohl durch Führung seiner Listen, wie dadurch bewirkt habe, dass er gegen seine Ueberzeugung seinen Kranken diese oder jene Mittel gänzlich oder zum Theil vorenthalten habe.

Die rein sachlich gehaltene, wenn gleich auf ein persönliches Argument gestützte, Ansicht der Erwiderung über die theuren oder billigen Durchschnittspreise aber ist enthalten in dem Ausspruche, dass der Durchschnittspreis von 16 Sgr. die äusserste Grenze des Erreichbaren sei, sofern überhaupt noch von einer ärztlichen Behandlung die Rede sein soll, eine Ansicht, deren practische Tragweite für die Berliner Armenkrankenpflege wohl eine specielle Erörterung erheischte, wenn in derselben auch nur 10 bis 12 Armenärzte jährlich etwa 10 — 12000 Armenkranke mit Durchschnittspreisen unter 16 Sgr. behandeln.

Aber von einer solchen ernsten und im Interesse der Sache geführten Erörterung kann füglich nicht eher die Rede sein, als bis in authentischer Weise die Glaubwürdigkeit dieser (wie nachgewiesen lediglich auf das persönliche Verhältniss der Aerzte bezüglichen und wie es schien vierfach verbürgten) Zahlen wieder fest-

*) Vgl. Dr. Meyer's Pharmacopoea oeconomica und seine Kritik der Eitnerschen Armen-Pharmacopoe in No. 6 des Monatsblattes für medicinische Statistik und öffentliche Gesundheitspflege.

gestellt sein wird — und dies wird um so mehr geschehen müssen, als die Richtigkeit dieser Zahlen, sowohl die summarische wie die specielle, für fast alle Fragen der Verwaltung unentbehrlich ist, und ausserdem die nothwendige Grundlage der öffentlichen Rechenschaft bildet. Und damit hier jede Missdeutung oder jedes Missverständniss ausgeschlossen sei: entweder waren in der Bemängelung der denkschriftlichen Grundlage eben nur die, aller Statistik anhangenden, zufälligen und unwesentlichen Fehler gemeint, dann sind und waren sie nicht der Rede werth — oder dieselben sind wesentlich und zwar in der von der Erwiderung beschriebenen Weise verschuldet. Dann aber sind diese Zahlen — man mag sie ungenau, unsicher oder sonst wie nennen — eben falsch und nichts werth. Und das Resultat der Denkschrift? das, meine ich, wird kein weniger verdienstliches sein, wenn es auch nur, nach 20jähriger Verborgenheit, die Unrichtigkeit gedachter Zahlen an den Tag gebracht hat.

Nur statistischer Fanatismus könnte gegen die intellectuellen Urheber und moralischen Vertreter der fraglichen Zahlen deren Richtigkeit beweisen wollen. Aber doch zu Ehren der Statistik — der ja auch von der Erwiderung in zwei von ihr gelieferten Tabellen gehuldigt wird — und um zu beweisen, dass auch der practischen Moral die Statistik nützlich sein kann, mögen für die angeklagten Zahlen noch einige Momente der Theilnahme erbeten sein. Die einfache Nachfolge in die Positionen der Denkschrift — welche, wie die Erwiderung meint, „so scharfsinnig sie auch sind, doch mehr den Theoretiker als den die Verhältnisse nach ihrer Sachlage und mit Wohlwollen beurtheilenden Arzt und Beobachter verrathen“ — ich sage, die einfache Nachfolge in diese Positionen würde zwei Wirkungen gehabt haben, deren auch die Erwiderung, wie man nicht zweifeln darf, sich nur freuen würde. Sie würde einmal wahrscheinlich Anstand genommen haben, jene so auffallende und mit allgemeiner Verwunderung gelesene Anklage gegen zwei Collegen und Mitglieder des armenärztlichen Vereins zu erheben, und ebenso würde die nicht minder auffällig begründete Selbstanklage wegen der Unrichtigkeit der Zahlen, die in einem bestimmten Kreise nur ein sehr unbehagliches Staunen erregt haben kann, nicht vorgebracht worden sein.

Es handelt sich einfach um zwei Fragen. Einmal, werden die Differenzen in den Durchschnittspreisen der verschiedenen Aerzte durch einen ungleichen Werth der Krankenzahl bedingt? Unter Anleitung der Bezirkstabelle der Denkschrift wird diese Frage dadurch beantwortet werden können, dass man Krankenzahlen und Durchschnittspreise derjenigen Aerzte vergleicht, welche in einem und demselben Bezirke fungirt haben. Ich hebe als Beispiel diejenigen Bezirke hervor, in denen die in der Erwiderung exemplificirten Durchschnittspreise von 10 Sgr. und 5 Sgr. 11 Pf. vorgekommen sind. Es sind diess die Bezirke O und Y. Im Bezirke O fungirten Dr. No. 49 mit einem Durchschnittspreise von 21 Sgr. und Dr. No. 36 mit einem Durchschnittspreise von 10 Sgr., also eine Differenz von über 100%. Wäre diese Differenz durch eine verschiedene Führung der Listen bedingt, d. h. durch eine derjenigen von der Erwiderung beschriebenen Methoden, mittelst welcher man durch eine (scheinbar) grosse Krankenzahl billige Durchschnittspreise erreicht, so müsste sich diess unmittelbar in einer Steigerung der Krankenzahlen des Dr. No. 36 kundgeben, was aber, wie man aus dem Monatsblatt der Armendirection ersehen kann, durchaus nicht der Fall ist. — Im Bezirke Y, mit den Drr. No. 54, 56 und 14, ergiebt sich ein ähnliches Resultat, und insbesondere zeigt sich bei No. 14 kein Fallen der Durchschnittspreise aus grösseren Krankenzahlen. Aber eine solche Untersuchung ist überhaupt nicht nöthig, weil überhaupt die grossen Durchschnittspreise mit den kleinen Krankenzahlen und umgekehrt die kleinen Durchschnittspreise mit den grossen Krankenzahlen in gar keinem bestimmten Verhältniss stehen. Dass die kleinen Durchschnittspreise nicht vorzugsweise auf die Aerzte mit einer grossen Krankenzahl fallen, kann man, wie auch schon in der Denkschrift bemerkt, aus jeder Quartalsübersicht im Monatsblatt der Armendirection ersehen *), wenn man verschiedene Aerzte aus grossen und kleinen Bezirken vergleicht. Aber auch bei einem und demselben Arzte richtet sich die innerhalb seiner charakteristischen Grenze stattfindende Variation der Durchschnittspreise keineswegs nach der Grösse der Krankenzahl — sondern man findet die geringeren Durchschnittspreise bald bei der grösseren, bald bei der kleineren Krankenzahl und umgekehrt, obgleich hier in allen Quartalen doch unbedingt dieselbe Methode der Listenführung angewendet wird. Als Beispiel hierfür verweise ich auf den Dr. No. 37 im Bezirk A, weil derselbe in der Erwiderung gerade als Autorität in der Frage der Durchschnittspreise hervorgehoben ist. Hiernach aber wird man allen Ernstes die Forderung stellen dürfen, dass die von den Armenärzten behauptete Unrichtigkeit ihrer Listen auch erst — bewiesen werde.

V.

Die behauptete Unrichtigkeit der armenärztlichen Zahlen hat die Erwiderung nicht verhindert, den thatsächlichen Ergebnissen der Denkschrift ihre Kritik zu widmen, und die gegebenen Grundlagen auch selbstständig — in zwei statistischen Tabellen — zu verwerthen. Beides ist nur anzuerkennen und wäre auch gewiss von gutem Erfolge für die Sache gewesen, hätte die Erwiderung wenigstens bei der Erörterung der einfachen Thatsachen ihren persönlichen Standpunkt ver-

*) Die neueste Quartalsübersicht zeigt übrigens gerade bei grossen Krankenzahlen, in denen ein grosser Bestand aus dem vorigen Quartal enthalten ist, sehr hohe Durchschnittspreise — was direct gegen die hauptsächlichste Methode, wie billige Durchschnittspreise erzielt werden, spricht; ebenso verhindert der Umstand, mehrere Kranke auf einen Krankenschein zu behandeln, durchaus nicht, diese Kranken in die Listen einzutragen, letzteres würde jedenfalls richtiger sein.

lassen. So aber wollte sie nur nachweisen, dass „die Aerzte in höherem Grade vorwurfsfrei sind, als sie belastet erscheinen.“ Lediglich aus dieser ganz unbegründeten Auffassung ist die Bemängelung der denkschriftlichen Ergebnisse entsprungen; dafür werden folgende kurze Bemerkungen um so mehr genügen, weil der gerade in diesem Kapitel der Erwiderung sehr reichlich verwendete Humor zur Aufklärung der Thatsachen nichts beigetragen hat.

1) Der öconomische Fortschritt der zweiten Periode (1850—54) gegen die erste (1845—48) ist in der Denkschrift nicht bloss „zugegeben“, sondern ausdrücklich als ein practisch wichtiger Punkt hervorgehoben und gegen etwaige Einwände sogar in sorgfältigen Schutz genommen, eine Parteinahme, gegen welche wohl mit einigem Recht das Monitum *) gemacht worden ist — dass der öconomische Fortschritt der zweiten Periode zum Theil wenigstens auf den billigeren Droguenpreisen von 1850 ab beruhen dürfte. Dieser Fortschritt, der in dem berechneten Ersparungsverhältniss einige Procente beträgt und deshalb ein nicht erheblicher genannt wird, ist aber in der Denkschrift so wenig übersehen oder unterschätzt, dass er vielmehr als Beweis für die Idee, auf welcher die Berechnung des Ersparungsverhältnisses beruht, speciell angeführt wird.

2) Die Berechnungsweise in der Denkschrift ist aber auch weder unlogisch, noch unbillig. Sie ist nicht unlogisch, weil sie eben der Frage entspricht, welche sie beantworten sollte, d. h. nachweisen, welche quantitative Bedeutung die öconomischen Differenzen der einzelnen Aerzte in Wirklichkeit haben. In dem Gesammtergebniss aus der arzneilichen Oeconomie aller Aerzte stellt sich eben nur das summarische Product dar, und der aus diesem Producte berechnete generelle Durchschnittspreis ist nichts weiter, als eine arithmetische Ausgleichung jener Differenzen. Die Denkschrift berechnet nun einfach die eventuelle Wirkung bestimmter, und zwar der kleineren und kleinsten Durchschnittspreise — und das ist jedenfalls ganz logisch. Die Erwiderung hingegen, welche die billigen Durchschnittspreise, in specie die unter 16 Sgr., gewissermaassen geächtet hat, und allgemein zwischen die niedrigen und hohen Durchschnittspreise die Gefährdung der Kranken und noch vieles, was nicht weniger schlimm ist, als Scheidewand hingestellt hat, will da, wo sie das Lob des öconomischen Fortschritts schreibt, das lediglich arithmetische Gesammtproduct der arzneilichen Oeconomie als das Resultat einer gemeinschaftlichen Wirksamkeit aufgefasst wissen. Das ist, glaube ich, nicht bloss unlogisch! Aber hieraus ergiebt sich auch, dass die Berechnungsweise nicht unbillig ist — welche das aus dem Mittel der 10 geringsten Durchschnittspreise, oder auch das aus dem geringsten Durchschnittspreise sich ergebende eventuelle Ersparungsquantum mit dem wirklichen Arzneiverbrauch vergleicht. Denn der Abstand zwischen dem wirklich stattgehabten Arzneiverbrauch

*) Cfr. die Kritik über die Denkschrift in der literarischen Beilage der Medicinischen Zeitung No. 3. 1856.

und dem eventuellen würde noch viel grösser sein, d. h. die Differenz in der Wirkung der verschiedenen Durchschnittspreise würde sich noch viel greller zeigen, wenn dem wirklichen Arzneiverbrauche nicht eben auch die kleinen und kleinsten Durchschnittspreise zu Gute kämen. Ja, die Erwiderung frägt sogar, was denn verhindert, nicht lieber die eventuelle Wirkung der höchsten Durchschnittspreise zu berechnen? Antwort: obwohl in der Denkschrift die niedrigen Durchschnittspreise nicht als Norm und noch weniger in der Weise, wie sie in der Erwiderung bespöttelt wird, als Muster hingestellt werden, so wäre es bei dem von der Denkschrift nachgewiesenen Fortschritt in der arzneilichen Oeconomie der Berliner Armenkrankenpflege unbillig und unlogisch gewesen, die warnenden Beispiele eines durchaus unwahrscheinlichen Rückschrittes zu malen.

3) Was aber den Unterschied der ersten und zweiten Periode und seine Ursachen im Speciellen betrifft — so heisst es in der Denkschrift (S. 10) wörtlich wie folgt: „Es sind die Durchschnittspreise der einzelnen Aerzte, entsprechend dem Gesammtdurchschnittspreise, in der zweiten Periode fast allgemein kleiner als in der ersten. Eben so sind in der zweiten die höchsten Durchschnittspreise fast ganz geschwunden" — und insoweit die I. statistische Tabelle der Erwiderung gerade diese Sätze, gegenüber den Ergebnissen der Denkschrift, beweisen wollte oder sollte, war sie also ziemlich überflüssig. Ihre in dieser Beziehung von der denkschriftlichen Tabelle abweichende Anordnung bezieht sich überhaupt nur auf etwa 20 Aerzte, und die für diese Aerzte nach den zwei Perioden gesonderten Durchschnittspreise sind, weil aus einer geringeren Anzahl von Quartalen, zum Theil (für die eine oder andere Periode) nur aus einem oder zwei Quartalen berechnet, auch weniger zu allgemeinen Folgerungen geeignet. — Und so findet denn auch die, der Denkschrift entgegengesetzte, Behauptung der Erwiderung, dass die Durchschnittspreise der neueren Zeit sich entschieden näher gerückt sind, in den Ergebnissen der neuesten Zeit (cf. die Monatsblätter von 1855 und 56) durchaus keine Bestätigung.

4) In der Denkschrift ist, wie auch in diesem Beitrage, jede persönliche Beziehung oder Bezeichnung vermieden. Die Erwiderung, obwohl die „löbliche Absicht" der Denkschrift anerkennend, hat in ihrer Tabelle die Namen der Aerzte gegeben. Ob zum Vortheile einer unbefangenen Erörterung, bleibe dahingestellt, aber das namentliche Verzeichniss ergiebt nicht, dass überhaupt, oder in den beiden getrennten Perioden, die niedrigen Durchschnittspreise vorzugsweise den jüngeren Aerzten, und die höheren vorzugsweise oder ausschliesslich den älteren Aerzten zukommen, so dass die Ansicht über den „Zopf des Arzneiverbrauchs" und dessen Verminderung durch „den Strom der Wissenschaft und die modernen Grundsätze" wenigstens der unmittelbaren, thatsächlichen Begründung entbehrt.

5) Noch viel weniger zur Sache gehörig oder zu ihrer Aufklärung verwendbar ist die Hervorhebung einzelner hervorragender Persönlich-

keiten aus dem Namensverzeichniss. Wird denn jener berühmte Kliniker, „unser Aller Lehrer", etwa an der theuren Receptur seine Schüler erkennen? Und der bereits verstorbene „hochgeschätzte und langjährige Techniker der Armendirection" war eben als solcher, wenn ich nicht irre, noch in voller lebensfrischer Wirksamkeit, als die Armendirection die Veröffentlichung der Denkschrift durch ihren Antrag bewirkte!

6) Nur sehr grosse Befangenheit könnte es leugnen, dass die beiden Tabellen der Erwiderung auch neue und werthvolle Data darbieten. Zwar vermisst man bei der generellen Darstellung des Durchschnitts-Preises der ärztlichen Verordnung (Tab. II.) den Nachweis der Durchschnitts-Zahl der Verordnung pro Kopf, und dieser zwiefache Nachweis würde auch sehr zweckmässig in der gesonderten Darstellung der beiden Arzneiperioden gewesen sein. Der wesentlichste und werthvollste Zusatz aber sind die beiden ersten Rubriken der I. Tabelle, welche die Anzahl der Kranken und die Anzahl der Verordnungen für jeden einzelnen Arzt angeben, Data, die sowohl für die Frage vom Arzneiverbrauch, als für die Frage von der ärztlichen Wirksamkeit in der Armenpraxis zu einer sachlichen Verwerthung in fast unmittelbarer Weise auffordern. Und was ist schuld, dass diese Verwerthung unterblieben? Was anderes, als jene persönliche Erregtheit, die an jeder Stelle der Erwiderung sich kund giebt und auch bei der Erörterung der einfachen Thatsachen nicht geschwiegen hat. Ja gewiss, diese Erregtheit muss in der That eine aussergewöhnliche gewesen sein, da sie das Wort führt nicht nur für die lebenden Armenärzte, sondern auch „für die mit Erde bedeckten, die nicht **sprechen können**, wenn sie **sehen werden**", wie sie in der Denkschrift beurtheilt sind!*)

*) Die Erwiderung hat ihre in der Calculatur der Armendirection ausgearbeiteten Tabellen den meinigen gegenübergestellt, ohne sich über die Richtigkeit der letzteren auszusprechen. Ich erachte es deshalb für angemessen, über die Differenzen, welche sich bei einer Vergleichung ergeben, Folgendes zu bemerken:

1) Bei einem Vergleich der Tabelle II. der Erwiderung mit Tabelle II. der Denkschrift findet sich nur — bei der Summe des Arzneiverbrauchs — bei 4 Quartalen eine bemerkenswerthe Differenz. 1852 II. Q. und 1853 III. Q. ist in der Denkschrift die Summe um einige hundert Thaler zu hoch, weil — irrthümlich — bei diesen Quartalen die Summen für die Wundärzte etc. mit inbegriffen sind; die Angaben der Denkschrift pro 1852 Q. I. und Q. IV. stimmen aber mit den betreffenden Nachweisungen des Monatsblattes überein. Von Einfluss sind übrigens alle diese Unterschiede nicht.

2) Die berechneten Durchschnittspreise der Personalpreisliste sind vollständig gleich bei 32 Aerzten, so gut wie gleich, d. h. um einen Sgr. grösser oder kleiner bei 22; bei den übrigen sind einige erheblichere Unterschiede wahrscheinlich dadurch bedingt, dass in der denkschriftlichen Tabelle einige ausnahmsweise Durchschnittspreise nicht mitgerechnet sind; ob die kleineren Unterschiede an einer verschiedenen — quartalsweisen oder summarischen — Berechnungsweise liegen, kann bei der Unerheblichkeit dahingestellt bleiben.

3) In die Personalpreisliste sind diejenigen Aerzte nicht aufgenommen, welche in die neue Organisation 1845 nicht mit eingetreten sind. Hingegen ist der Arzt sub No. 11 der Personalpreisliste in der Tabelle der Erwiderung irr-

VI.

Eine nüchterne und sachverständige Prüfung und Erläuterung der Thatsachen, das war und ist die Aufgabe, welche die Denkschrift gerade dem Vereine der Berliner Armenärzte stellte. Zur Lösung dieser Aufgabe bieten, auch bei der jetzigen — im Ganzen durchaus zweckmässigen, wenn auch behufs einer öconomischen Kritik mancher wesentlichen Verbesserung fähigen — Einrichtung, die ärztlichen Verordnungen eines Jeden Arztes, so wie die aus seinen Listen ersichtlichen Kranken nach Zahl, Art etc. das nothwendige Material dar, und die statistischen Durchschnittsresultate geben die unmittelbare Anleitung, wie dasselbe zu bearbeiten. Wie ist in concreto die arzneiliche Oeconomie beschaffen bei den hohen, bei den mittleren und bei den billigen Durchschnittspreisen, auf welche Weise entstehen dieselben und von welchem Effecte sind sie begleitet? Eine vergleichende thatsächliche Prüfung auch nur einiger Repräsentanten der verschiedenen Preiskategorieen, für ein oder einige Quartale, würde genügt haben, — um die Eigenthümlichkeiten einer jeden Kategorie klar zu machen, um den arithmetischen Gegensätzen einen factischen Inhalt zu geben, aus welchem ihr practischer Werth beurtheilt werden konnte. Es wäre überflüssig, die Fragen alle, welche beantwortet werden mussten und konnten, der Reihe nach aufzuzählen: aber die ganze Reihe von Vermuthungen, Voraussetzungen, Verdächtigungen, mit welchen die Erwiderung die billigen Durchschnittspreise belastet hat, würden thatsächlich entweder erhärtet, oder widerlegt worden sein. Vielleicht gehören die billigen Durchschnittspreise gar nicht zur negativen Methode, vielleicht ist die sittliche Entrüstung gar nicht gerechtfertigt, weil die billigen Durchschnittspreise dem Kranken nichts entziehen, sondern durchaus human, selbst ihren Vorurtheilen nicht wehe thun? Vielleicht ist dem billigen Arzte dies Alles möglich, weil er peinlich und kleinlich jeden Vortheil wahrnimmt, der die Medicin zwar billiger, aber weder geschmackloser, noch unansehnlicher, noch unwirksamer macht — und vielleicht kurirt er deshalb auch nicht langsamer und auch nicht mit schlimmeren Nachkrankheiten? Vielleicht aber auch opfert er wenig oder nichts weder dem Vorurtheile, noch dem Scheine, überwacht den ordnungsmässigen und sorgfältigen Gebrauch der Arzneien, ersetzt durch persönliche Thätigkeit den Mangel pecuniärer Opferwilligkeit, vielleicht steht er sogar zu seinen Armenkranken ungefähr wie ein Hausarzt und wirkt durch einen guten und befolgten Rath mehr und Besseres als durch ansehnliche Mixturen?

thümlich ausgelassen, derselbe ist seit 1851 Armenarzt und hat einen Durchschnittspreis von 16 Sgr.

4) Die Aerzte in der Personalpreisliste sind alphabetisch numerirt.

5) Die Bemerkung, welche die Erwiderung über den angeblich ausgelassenen Specialisten für Syphilis gemacht hat, ist nur die Correctur eines Schreibfehlers, welcher aus dem Monatsblatt in die Denkschrift und auch in die Erwiderung übergegangen ist.

Nur die thatsächliche Beantwortung dieser und ähnlicher auf die arzneiliche Oeconomie wie auf den Heilerfolg bezüglicher Fragen, und zwar als das Resultat der gemeinschaftlichen Erörterung im Vereine, welcher den Mittel- und Sammelpunkt der verschiedenen und selbst entgegengesetzten armenärztlichen Erfahrungen bildet, konnte die in der Erwiderung vorgebrachten Anklagen rechtfertigen und würde zugleich der beste practische Anfang einer gemeinschaftlichen und gemeinnützigen Oeconomie gewesen sein. — Sind aber die billigen Durchschnittspreise, ungefähr in der Weise wie die Erwiderung es vermuthen lässt, wirklich belastet, dann ist ja das Lob des öconomischen Fortschritts auch in dem Grade nicht bloss übertrieben, als dieser Fortschritt auf Rechnung der billigen Durchschnittspreise kommt — sondern der sehr grosse Antheil, den gerade die geächteten, autoritätswidrigen Durchschnittspreise (die unter 16 Sgr.) an diesem Fortschritte haben, müsste — eben wegen der verletzten Humanität — von der Erwiderung entschieden zurückgewiesen werden.

Aber nicht dieser Widerspruch mit sich selbst, sondern das ist das grössere Unrecht der Erwiderung gerade gegen die Humanität, dass sie durch ihre Berufung auf dieselbe eine Begriffsverwirrung veranlasst, welche die richtige und berechtigte Stellung der Humanität in der Armenkrankenpflege gefährdet, und zwar auch dann, wenn man diese Pflege nicht prophylactisch übt, sondern nur auf die Heilung von Kranken, wie bei der jetzigen Hauskrankenpflege, beschränkt. Wohin denn tendirt in derselben der Schwerpunkt der Humanität? Etwa auf die Arzneiwirksamkeit? Wo diese aus allgemeinen, natürlichen Ursachen nicht vorhanden, da fehlt sie auch in der Armenkrankenpflege. Wo aber, nach natürlichen Bedingungen, die Arzneiwirksamkeit sich entfalten kann, und dies sei gerade für den grösseren Theil der Krankheitsfälle zugegeben, wird da diese Wirksamkeit nicht vielfach gestört oder geradezu vernichtet — durch die Armuthsverhältnisse der Hauskranken? Und sind diese Verhältnisse etwa gleichgültig in denjenigen Fällen, wo, wie die Erwiderung anführt, die Indifferenz der arzneilichen Behandlung statistisch erwiesen ist? Gewiss, weder der Mangel, noch der Unterschied der Arzneien bewirken grössere Sterblichkeit, häufigere Erkrankung und grösseres Siechthum. Aber diese traurigen Privilegien der Armuth sind eine Thatsache, der gegenüber die Frage der Erwiderung, ob denn Leben und Sterben allein die Frage sei, nicht berechtigt ist. So lange diese Thatsache besteht, wird vielmehr gerade in der Armenkrankenpflege Leben und Sterben eine Hauptfrage sein. Freilich ist gegen Armuth nicht Krankenpflege das Mittel oder doch nicht ein Hauptmittel. Aber in ihrem Bereich muss auch die Krankenpflege der Armuth eingedenk sein und, wie viel oder wenig sie unter den gegebenen Verhältnissen vermag, nur in dem Grade wird die Armenkrankenpflege einen wirksamen Erfolg haben, als sie die besonderen durch die Armuth gesetzten Hindernisse, welche der Heilung oder Genesung armer Kranken entgegenstehen, bekämpft und vernichtet. „Soll doch die Armen-Hauskrankenpflege die Spitalpflege ersetzen" — und ist in der Wohlthat der Spitalpflege etwa Wohnung, Kost, Wartung, kurz also die Pflege das Secundäre? Ja diese, bis jetzt noch so gut wie ganz in der häuslichen Behandlung der Armen-Kranken mangelnde, Pflege ist in dem grossen Theil der Fälle allein im Stande, auch der arzneilichen Behandlung ihre Wirksamkeit zu sichern. Wenn man in der Armenkrankenpflege nur zwischen der einen oder anderen zu wählen hätte, welche Wahl würde Wissenschaft und Erfahrung treffen; wie würde die Entscheidung ausfallen, wenn sie weniger den humanen Schein und mehr wirksame Humanität im Auge hätte? Und es sollte sogar inhuman sein, wenn der entbehrliche und unberechtigte Ueberfluss der arzneilichen Behandlung — denn nur um solchen handelt es sich — den dringlichsten und gleichberechtigten Bedürfnissen der Krankenpflege zugewendet würde? Freilich würde man selbst mit der vollen Summe des berechneten Ersparungsquantums von den zahlreichen Mängeln nur dem einen oder anderen abhelfen können. Aber wäre es denn ein so geringer Fortschritt, wenn den Berliner Armen-Kranken jährlich 20000 oder 30000 Bäder mehr verordnet werden könnten?*) Oder wäre eine reichlichere Anwendung der Spitalpflege nicht eine Wohlthat von unschätzbarer Wirkung? Oder wäre eine zweckentsprechende Besoldung des ärztlichen Personals nicht einer unmittelbaren Verbesserung der Hauskrankenpflege selbst gleich zu achten? Und wenn die Ersparniss auch unter der Berechnung bliebe, wäre sie doch selbst für die Hauptstadt Berlin nicht verächtlich. Ich denke nicht mehr, als die Berliner Armenärzte an die Berliner Communalfinanzen. Aber es möge gestattet sein, die Vertreter der Berliner Armenkrankenpflege hier an eine Thatsache zu erinnern, die ich an einer andern Stelle **) auf Grund eines 17jährigen Durchschnitts festgestellt habe, und die gewiss die sociale Charakteristik unserer Stadt ebenso bündig als bedeutsam resumirt. Diese Thatsache ist, „dass in Berlin Jahr aus Jahr ein circa der dritte Theil der überhaupt Sterbenden entweder in der städtischen Armenkrankenpflege oder in irgend einem öffentlichen Krankenhause oder einer dem Elende gewidmeten Anstalt sein Leben endet".

VII.

In der Denkschrift ist unzweideutig gesagt, dass die Kritik ihrer Thatsachen, eine solche etwa, wie sie oben als die Aufgabe des Vereins der Armenärzte angedeutet worden ist, als die natürliche Vorbedingung specieller Vorschläge zu einer practischen Reform im Arzneiverbrauche zu erachten sei. Solche Vorschläge finden sich daher auch

*) Vgl. hierüber die von dem Verfasser der Erwiderung selbst gemachten Mittheilungen in der Deutschen Klinik 1851.

**) Vgl. meine Schrift: Die Berliner Syphilisfrage. Berlin 1852. S. 56. u. Tab. I. Col. 7—10.

in der Denkschrift ganz und gar nicht. Nur angedeutet ist, gegenüber „den weit von einander divergirenden Ergebnissen in der Wirksamkeit des ärztlichen Personals“, dass „eine wirkliche Organisation des ärztlichen Personals, welche ein harmonisches Zusammenwirken nach einem gemeinschaftlichen Ziel ermöglicht, ja verbürgt, obwohl vor Allem von dem eigentlichen directen Zweck der Armenkrankenpflege geboten, auch wegen des öconomischen Erfolges“ nothwendig sei. Ausdrücklich aber verwahrt sich die Denkschrift dagegen, dass „durch die Beschränkung und Aufhebung individuellen Missbrauchs der selbstständigen ärztlichen Ueberzeugung zu nahe getreten werde“, sie erachtet vielmehr „diese Ueberzeugung für ein heiliges Noli me tangere, dessen Unverletzlichkeit vom Interesse der Kranken nicht minder, als vom Rechte der Aerzte bewacht wird, oder werden sollte.“ Gegen jene Andeutung und diese Verwahrung — obwohl beide erst in die von der Erwiderung, wie von der Denkschrift nicht erörterte Frage der practischen Reform gehören — richtet die Erwiderung Zorn wie Spott in besonders reichem Maasse; ob aber auch in berechtigter Weise, das ist eine andere Frage, zu deren Beantwortung einige einfache Bemerkungen gestattet sein mögen. Die Erwiderung vergleicht den Gedanken einer solchen Organisation mit dem von der Einheit Deutschlands und — ob passend oder unpassend — das ist ihre Sache. Aber führt denn die Erwiderung nicht das Wort Namens des „Vereins“ und hat dieser Verein etwa nicht in der Idee „eines harmonischen Zusammenwirkens“ seinen Grund? Ganz gewiss, und das um so mehr, weil er noch so weit von seinem Ziele entfernt ist. Ich denke hierbei nicht an die Beurtheilung der billigen Aerzte und Durchschnittspreise, aber die Erwiderung sagt von der neuesten Quartals-Uebersicht, in welcher die Armendirection die Ergebnisse der ärztlichen Wirksamkeit veröffentlicht hat, „sie enthalte die belustigendsten, weil divergirendsten Resultate“. Ob hier eine Disharmonie in der Berichterstattung vorliegt, dort verschiedene Grundsätze über die Anwendung der Spitalpflege vorhanden sind etc. etc., ist für den sachlichen Zweck der Krankenpflege, dem allein nur auch die vereinsärztliche Thätigkeit gewidmet sein kann, von derselben Bedeutung. Und wenn in der Erwiderung ein harmonisches Zusammenwirken speciell in arzneilicher Beziehung ein Utopie genannt, in der Diät etc. aber für anwendbar erklärt wird, so müsste die Berechtigung einer Ansicht erst erwiesen werden, welche die ärztliche Wirksamkeit in die diätetische und pharmaceutische zerlegt und die Diät und die Arznei als zwei therapeutische Gegensätze auffasst. Aber auch lediglich in arzneilicher Beziehung wird selbst unter „Aerzten, die an Bildung und Alter sehr verschieden sind“, ein harmonisches Zusammenwirken, d. h. eine gemeinschaftliche Berathung und gegenseitige Mittheilung möglich und nützlich sein, und diess nicht bloss im Allgemeinen, sondern gerade ein Erfolg für die arzneiliche Oeconomie ist um so wahrscheinlicher, als die Ersparnisse ganz, oder fast ganz eben nur die Form berühren. Und gewiss, wenn man diesen für das Sachverhältniss sehr wichtigen Umstand nicht*) übersieht und wenn man in der gemeinschaftlichen Berathung gleichberechtigter Collegen der auf bessere Gründe gestützten Einwirkung auf die persönliche Ueberzeugung ihr Recht widerfahren lässt — wird man weder die ärztliche Freiheit, noch die selbstständige Ueberzeugung für gefährdet erachten. Ob aber diese Garantie einer subtilen Dialektik genügend oder nicht genügend erscheinen möge — jedenfalls war und ist sie doch ernst gemeint. „Die Verwaltung hat die Armenkranken der gewissenhaften Ueberzeugung ihrer Aerzte anvertraut. Dies Vertrauens-Mandat, die einzig mögliche und nothwendige Grundlage aller ärztlichen Praxis, steht ausser der Frage — und dem dienstlichen Ungehorsam, welcher im Bewusstsein der ärztlichen Pflicht und des ärztlichen Rechts einer Zwangsöconomie das Wohl seiner Kranken entgegenstellt, wird von der Behörde selbst sogar die Anerkennung nicht versagt werden können.“ Nun wohl, so lautet der Commentar**) zu der so heftig angeschuldigten Andeutung, welche übrigens auf die ärztliche Freiheit nicht pocht, aber auch mit der Unverletzlichkeit gewissenhafter Ueberzeugung nicht Spiel treibt. Ist, wie in der Denkschrift nachgewiesen, die ärztliche Persönlichkeit Träger des öconomischen Princips, dann giebt es für die Reform der arzneilichen Oeconomie, weder logisch noch practisch, eben keinen anderen Ausgangspunkt als die freie, gewissenhafte Ueberzeugung der ärztlichen Persönlichkeit. Wer dies erwägt, der begreift aber auch ohne die obigen Worte, dass die Denkschrift weder die theuren Aerzte durch billigere verdrängen will (und woher sollten diese genommen werden, so lange die zu ihrer Erziehung vorgeschlagene Assistentenschule noch nicht eingerichtet ist?), noch die Mindestfordernden als die besten Armenärzte empfiehlt — ich sage, wer dies erwägt, wird solche und ähnliche Anspielungen nur eben so unbegreiflich als befremdlich finden. Aber wozu auch Worte? Eben jener Verein, dessen dictatorischer Modus bezüglich der arzneilichen Oeconomie gerügt wird, ist ein thatsächlicher und durchaus widerspruchsloser Beweis für den Erfolg eines harmonischen Zusammenwirkens — der ärztlichen Freiheit und Ueberzeugung unbeschadet. Wenn die Aerzte dieses Vereins selbst die gewissenhafteste Verwendung der ihnen anvertrauten Mittel sich zum Gesetz machten, so braucht die Rechtfertigung nicht einmal in besonderen Verhältnissen gesucht werden; die Gefahr, welche aus der Controle und dem öconomischen Eifer Nichtsachverständiger

*) Ein solches Uebersehen sehr einfacher Formregeln lässt die Erwiderung ohne Weiteres voraussetzen, dass die Zahl der Verordnungen pro Kopf mit der arzneilichen Oeconomie, ohne Beeinträchtigung der ärztlichen Freiheit, nichts zu thun haben könne. Wegen dieser Formregeln vergl. (die schon angeführte) Pharmacopoea oeconomica von Dr. Meyer. Die grosse sachliche Bedeutung dieses Verhältnisses ergiebt sich aber aus der I. Tab. der Erwiderung selbst unmittelbar. (cf. Col. 1 u. 5.)

**) Die nähere Hinweisung auf seine gelegentliche Veranlassung kann hier füglich unterbleiben; seine Beziehung auf die practische Reform, worauf es hier allein ankommt, ist auch so ersichtlich.

erwachsen kann, wird so am besten und sichersten abgewehrt. Und — um die mannigfach erfolgreiche Wirksamkeit jenes Vereins nur gerade mit einem Beispiele anzudeuten: jene arzneiliche Oeconomie hat die humane Wirkung gehabt, dass auch in der Krankenpflege der Arbeiter der Grundsatz, dass jede Krankheit ohne Unterschied die ärztliche Pflicht mit gleichem Rechte anruft, bethätigt werden konnte — und diese Bethätigung gereicht der öffentlichen Gesundheitspflege Berlins noch heute zum grossen Seegen. *)

VIII.

Meine Denkschrift gegen eine missverständliche oder willkürliche Auffassung zu schützen, ihre Thatsachen nicht durch unbegründeten Widerspruch entwerthen zu lassen — das erachtete ich von sachlichem Interesse und für eine persönliche Verpflichtung. Ueber diese hinaus in eine Polemik einzutreten, ist aber, wie ich ausdrücklich zu erklären wohl kaum nöthig habe, in keiner Weise meine Absicht. Nur um der Erwiderung, welche meine Denkschrift veranlasst hat, in jeder Weise gerecht zu werden, mögen zum Schlusse noch folgende Bemerkungen hier ihren Platz finden.

Ihr Verhältniss zur Denkschrift hat die Erwiderung durchaus richtig bezeichnet; aber sie hat noch eine andere Bedeutung, und wenn es eben auf Worte ankäme, so könnte man sagen, dass sie in der Geschichte der Berliner Armenkrankenpflege vielleicht den Denkstein eines bedeutsamen und seegensreichen Wendepunkts bilden wird. Nicht weniger ernst als die Zurückweisung ihrer unbegründeten Ansichten und hypothetischen Beschuldigungen, ist die Anerkennung für die Aufrichtigkeit gemeint, mit welcher die Erwiderung sich ausgesprochen hat über zwei in der Berliner Armenkrankenpflege vorhandene Uebelstände.

Der erste und wichtigste Uebelstand besteht darin, dass „bei der ganzen Art der Armenpraxis" die Aerzte über den thatsächlichen Erfolg ihrer Wirksamkeit in einer mehr oder weniger allgemeinen Ungewissheit sind und deshalb auch eine, den (subjectiven) Thatsachen entsprechende Rechenschaft nicht zu geben vermögen. Weder die Einrichtung oder Führung der Listen, noch diese oder jene Verwaltungsformalität, ebenso wenig ein Versehen der Kranken und am allerwenigsten irgend welche Schuld der ärztlichen Persönlichkeit ist die Ursache dieses Uebelstandes, sondern die „ganze Art der Armenpraxis", d. h. ihre innere Einrichtung bedingt ein Verhältniss zwischen Arzt und Kranken, welches das ärztliche Urtheil über den Heilerfolg ungewiss macht, erschwert oder ganz verhindert. Die lockere, wenn nicht ganz mangelnde, Verbindung zwischen Arzt und Kranken verschuldet dieses Missverhältniss, zu dessen Würdigung es nicht der Erinnerung an seinen Gegensatz, an das hausärztliche Verhältniss, bedarf. Letzteres hat ja, als allgemeine

*) Cf. die Berliner Syphilisfrage S. 58 u. ff.

Regel wenigstens, schon um deshalb keine Stelle in der Armenpraxis, weil diese in ihrem grösseren Theile ambulatorisch ist, daher selbst die ärztliche Kenntnissnahme der häuslichen Verhältnisse der Kranken nur verhältnissmässig selten stattfindet. Aber diese Erinnerung kann als unmittelbare Begründung dafür gelten, dass jenes Missverhältniss der Stellung zwischen Arzt und Kranken in der Armenpraxis es bewirkt und bewirken muss, dass diese selbst und zwar in ihrer „ganzen Art" dem eigentlichen Zwecke der Armenkrankenpflege nur sehr unvollkommen entsprechen kann. Im Vergleiche aber mit dieser Zweckwidrigkeit ihrer ganzen Einrichtung ist jene Ungewissheit des ärztlichen Urtheils über den Heilerfolg nur von untergeordneter Bedeutung. Die richtige Consequenz dieses Rang-Verhältnisses darf weder bei einer Veränderung der bestehenden Einrichtungen, noch bei Vorschlägen innerhalb derselben übersehen werden. Eine Vermehrung der Spitalpflege wird von Niemandem als eine Verbesserung der Armenkrankenpflege bestritten werden; hingegen würde eine „offene, klinische" Handhabung des übrigen Theils der bisherigen Hauskrankenpflege nichts anderes bedeuten, als die eben noch bestehende, wenn auch nur sehr mangelhafte Verbindung zwischen Arzt und Kranken ganz aufheben. — Aber auch innerhalb der bestehenden Einrichtungen ergiebt sich aus diesem schweren Uebelstande eine andere Indication als eine Veränderung der bisherigen Statistik und Fortfall einiger Rubriken, in denen bisher die Geheilten, Ungeheilten etc. verzeichnet worden sind. Die Statistik, wie in der Wissenschaft nur eine Methode der Forschung, ist ja auch für die Verwaltung eben nur ein Mittel für ihren Zweck. Es kommt vielmehr darauf an, auch innerhalb der bestehenden Einrichtungen jenen „die ganze Art der Armenpraxis" beherrschenden und ihren eigentlichen Zweck gefährdenden Uebelstand, wenigstens nach Möglichkeit, zu bekämpfen. Diesen Uebelstand aber auch nur für untergeordnete Leistungen als Maasstaab anerkennen, hiesse soviel, als sich bei dem Uebel beruhigen, wäre beinahe eine Verzichtleistung auf Zweck und Mittel. Die Frage, wie beiden zweckmässig entsprochen werde, verlangt eine andere, als eine gelegentliche und beiläufige Antwort; aber weil die statistischen Tabellen der Erwiderung selbst den Beweis dafür liefern, sei, gleichsam beispielsweise, auf die, zum Theil enorme, Ueberlastung des ärztlichen Personals, als eine Hauptursache jenes, die ganze Art der Armenpraxis beeinflussenden, Uebelstandes hingewiesen. Erwägt man überdiess (und zum Theil lässt es sich sogar thatsächlich beweisen), dass diese Ueberlastung jedenfalls kein Vortheil für die arzneiliche Oeconomie ist, so ist und war die auf ihre Aufhebung gerichtete Forderung auch innerhalb der bestehenden Einrichtungen eine besser berechtigte, als die vorgeschlagene Veränderung in der Statistik.

Der zweite von der Erwiderung constatirte Uebelstand, die Unrichtigkeit der armenärztlichen Zahlen, oder ihre durch eine verschiedene Führung der Listen, verschiedene Auffassung der Instruction etc. bedingte Ungleichheit, ist bereits oben erörtert worden. Der zur Beseitigung dieses Uebelstandes gemachte Vorschlag ist in der That radical, da er alle Rubriken, in denen überhaupt ein Irrthum möglich ist — als zur Statistik der Berliner Armenkrankenpflege nicht geeignet — streicht. Dieser Vorschlag hebt also die Statistik in der Berliner Armenkrankenpflege nicht viel weniger als ganz auf, und bedarf eben deshalb keiner Widerlegung. Auch der Umstand, dass in der neuesten, von der Armendirection veröffentlichten, Uebersicht die divergirendsten Ergebnisse der ärztlichen Wirksamkeit enthalten sind, ist durchaus kein Grund für jenen Vorschlag. Denn jene Ergebnisse sind nichts weniger als „belustigend" — sie beweisen entweder, dass eine eingehende und specielle Vergleichung eine Controle der ärztlichen Wirksamkeit (deren die Verwaltung auch gar nicht entbehren darf) bildet, oder sie werden, wenn ernst und richtig benutzt, eine gleichmässigere Auffassung unter den verschiedenen Aerzten herbeiführen. Noch weniger bedarf es für die eigentlichen administrativen und öconomischen Fragen einer Befürwortung des Fortbestandes und der weiteren Entwickelung in der Statistik der Berliner Armenkrankenpflege. Ist doch nach den vorhandenen Grundlagen nicht einmal die Frage zu beantworten, wie viel Personen in einem Jahre (d. h. ein und dieselbe Person nur einmal gerechnet) die Wohlthat der Armenkrankenpflege geniessen, eine Frage, die schon wegen ihrer öconomischen Bedeutung keines Zusatzes bedarf, deren Beantwortung aber jedenfalls die — anderweitig nicht zu ersetzende — Grundlage für die wichtigsten Einrichtungen der Verwaltung sowohl, als der Heilpflege selbst bilden würde. Auch hier kommt es darauf an, dass der offenbar gewordene Uebelstand, die Unrichtigkeit und Ungleichmässigkeit der statistischen Data, gemindert oder ganz beseitigt werde. Eine unrichtige oder ungleichmässige Statistik findet nur in einer regelmässigen Prüfung und Vergleichung ihre wirksame Controle und eine solche Garantie ist (und zwar aus rein sachlichen Gründen) auch dann unerlässlich, wenn die statistischen Angaben auf das vorgeschlagene Minimum beschränkt würden. Insoweit aber auch die Unrichtigkeit der bisherigen Statistik in der ganzen Art der Armenpraxis ihren Grund hatte, würde die Aufhebung der ärztlichen Ueberlastung nicht bloss der Krankenpflege selbst, sondern zugleich der Statistik zu Gute kommen. *)

*) Es mögen hier die auf die Statistik bezüglichen Conclusa der Denkschrift eine Stelle finden:

„7) Sollten aber unsere Nachweisungen als irrig zurückgewiesen werden können, so würden wir unsere Arbeit dennoch als keine nutzlose betrachten, denn wenn uns Mangel an Ernst und Vorsicht in der Verwerthung der vorliegenden Data nicht vorgeworfen werden kann, so wird zu vermuthen sein, dass die Mangelhaftigkeit der vorliegenden amtlichen Data den Irrthum verschulde. Dass aber die in unserer Denkschrift benutzten amtlichen Nachrichten ungefähr die einzigen sind, welche über die städtische Armenkrankenpflege veröffentlicht worden sind, kann wohl als positiver Beweis des Mangels einer amtlichen Krankheitsstatistik angesehen werden. Ohne eine solche hier weiter erörtern zu wollen, mag mit Rücksicht auf die in unserer Denkschrift erörterten Fragen beispielsweise die Unterscheidung der verschiedenen, nach ihrer physischen und socialen Eigenthümlichkeit theilweise sogar ent-

So viel zur Constatirung der von dem Verein der Armenärzte bezeugten Uebelstände in der Berliner Armenkrankenpflege und zur beiläufigen Andeutung ihrer Consequenzen. Weicht diese Andeutung von der Auffassung der Erwiderung ab, so wird darin gewiss Niemand die Absicht eines Vorwurfs oder Tadels vermuthen wollen. Es ist ein offenes, lediglich auf die Sache gerichtetes Wort, das jenem aufrichtigen Zeugnisse von seiner Verdienstlichkeit nichts nehmen soll. Und wenn die bezeugten Thatsachen innerhalb der bestehenden Einrichtungen nicht zu ändern sein sollten und somit eben als ein Zeugniss gegen diese Einrichtungen zu betrachten wären, würde man diese aus dem Sach-

gegengesetzten Stadttheile als ein sehr wichtiger Gesichtspunkt in der Statistik der Stadt Berlin hervorgehoben werden.

8) Vorläufig und so lange unsere Nachweisungen nicht als fruchtlose Irrthümer zurückgewiesen sind, glauben wir aber dieselben als ein positives Argument für den Nutzen anrufen zu dürfen, welchen die städtische Verwaltung aus einer regelmässigen und speciellen Statistik erzielen könnte, zumal wenn bei Durchführung derselben gleichmässig den wissenschaftlichen und practischen Anforderungen genügt wird. Es giebt keinen Zweig der Stadtverwaltung, der der statistischen Erforschung nicht werth und bedürftig wäre, vielleicht kein Zweig möchte aus derselben mehr Früchte gewinnen dürfen, als gerade die Armenverwaltung, und es liegt z. B. für die Armenkrankenpflege nach unserm Nachweise die Frage sehr nahe, ob etwa auch die Kosten der städtischen Spitalpflege durch individuelle, zufällige Eigenthümlichkeiten des ärztlichen Personals mehr, als sie sollten, betragen.

9) Der in unserer Denkschrift vielfach beregte Mangel einer Krankheitsstatistik bezog sich zwar zunächst auf die besonderen öconomischen Bedingungen der einzelnen Medicinalbezirke; wenn aber der eigentliche Werth derselben in dem Nachweis der, im physischen und socialen Leben einer Bevölkerung und ihrer einzelnen Klassen wirksamen, Ursachen beruht, so ist von selbst einleuchtend, dass eine ihrem Begriff entsprechende Mortalitäts- und Krankheitsstatistik nicht bloss von allgemeinem practischen Nutzen, sondern gerade für die Armenverwaltung von besonderer Bedeutung sein muss. Erkennt diese Verwaltung es als ihre wesentliche Aufgabe an, einerseits den Armuth erzeugenden Ursachen, andererseits den Wirkungen der vorhandenen Armuth thatkräftig und erfolgreich entgegenzutreten, so kann sie zwar für keinen Zweig ihrer Verwaltung der speciellen Statistik entbehren, vor Allem aber muss ihr eine specielle Krankheits- und Sterblichkeitsstatistik ihrer Armen — als Wegweiser ihrer Wirksamkeit zur Seite stehen.

10) Und in der That sollte, wie es in dem ersten, bereits wegen des früheren Arzneimissbrauchs angeführten, Bericht der gegenwärtigen Armendirection (S. 68) ausdrücklich heisst, die frühere „Unvollständigkeit der ärztlichen und wundärztlichen Rapporte" durch einen „vollständigen und zuverlässigen Bericht über das Krankheits- und Mortalitätsverhältniss der hiesigen Armen" ersetzt werden. Diese Berichte waren zunächst für das Königliche Polizei-Präsidium bestimmt, aber sowohl was von dieser Berichterstattung vordem in dem Monatsblatt der Armendirection veröffentlicht worden ist, sowie das Kapitel „Communal-Krankenpflege" in den beiden Jahresberichten des hiesigen statistischen Amtes pro 1852 und 1853 einerseits, und der fast vollständige Mangel practischer oder wissenschaftlicher Resultate aus dieser Berichterstattung andererseits — scheinen ein genügendes Argument dafür, dass dieselbe der Aufgabe einer Krankheits- und Mortalitätsstatistik der hiesigen Armen nicht genügt, und dass somit der zur Zeit angekündigten Absicht der Armendirection — zumal nach dem Bedürfnisse und den Anforderungen der Gegenwart — annoch die Erfüllung fehlt."

verhältniss sich ergebende Consequenz etwa verschweigen müssen? Allenthalben, in jeglicher Verwaltung und in jeder practischen Institution, werden die bestehenden Zustände durch Personen getragen, die — nach den gegebenen Verhältnissen und mit allen Kräften das Beste erstreben. So ist die billige und gerechte Voraussetzung, und mit derselben ist der persönliche Standpunkt ausgeschlossen. Was aber auch vor einem unbefangenen Urtheile die bezeugten Uebelstände bedeuten mögen, Niemand wird deshalb leugnen, dass die bestehenden Einrichtungen einen Fortschritt gegen frühere bedeuten. Dieser Fortschritt erscheint vielleicht kleiner, als er in Wirklichkeit ist, nicht nur weil die Noth schneller als die Hülfe wächst, sondern auch weil die Humanität unserer Zeit grössere Forderungen stellt, und weil die Einsicht allgemeiner geworden ist, dass eine Befriedigung dieser Forderungen nicht bloss human, sondern auch öconomisch ist. Und so ist es weniger auffallend, als es scheinen möchte, dass ein vor länger als einem Jahrhundert abgelegtes Zeugniss des berühmten Berliner Probstes *) noch immer als ein Wort der Mahnung gelten kann. „Die Erhaltung des menschlichen Lebens scheint mir fast überall allzusehr aus der Acht gelassen zu sein. Es geschieht etwas, aber nicht genug und hinlänglich. Alles was ich an Anstalten in Absicht auf das Leben der Menschen wahrnehme, ist ein Schatten. Eine bessere Vorsorge scheint gleichwohl leicht zu sein.“

Berlin, den 3. September 1856.

*) Süssmilch in seiner „göttlichen Ordnung“. Berlin 1765. I. S. 519.

FSC
www.fsc.org
MIX
Papier | Fördert
gute Waldnutzung
FSC® C083411

Zeitfracht Medien GmbH
Ferdinand-Jühlke-Straße 7
99095 Erfurt, Deutschland
produktsicherheit@kolibri360.de